DE L'IMMOBILITÉ PROLONGÉE

ET DU REDRESSEMENT LENT ET GRADUÉ DE L'INCURVATION VERTÉBRALE

DANS LE

TRAITEMENT DE LA MALADIE DE POTT,

PAR LE DOCTEUR

GILLEBERT-D'HERCOURT,

Membre de la Société impériale de médecine de Lyon,
De la Société de médecine et de la Société d'hydrologie médicale de Paris,
De l'Académie royale de médecine et de chirurgie de Turin,
De la Société de médecine et de chirurgie pratiques de Montpellier,
De la Société impériale de médecine de Marseille,
Et des Sociétés de médecine de Genève, Metz, Nancy, Nîmes, Orléans, Tours, etc., etc.,
Ex-médecin de l'Institut orthopédique et pneumatique (Maison Pravaz),

DIRECTEUR DE L'ÉTABLISSEMENT HYDROTHÉRAPIQUE DU CHATEAU DE LONG-CHÊNE
A SAINT-GENIS-LAVAL, PRÈS LYON.

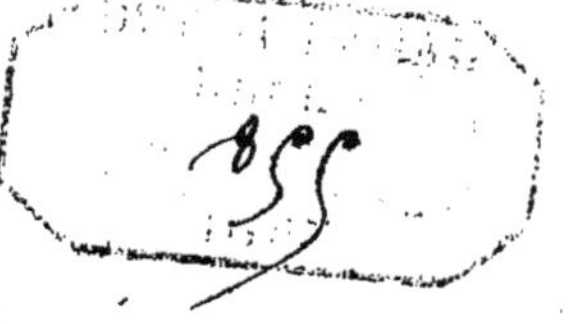

LYON

IMPRIMERIE D'AIMÉ VINGTRINIER

QUAI SAINT-ANTOINE, 36

1857

DE L'IMMOBILITÉ PROLONGÉE

ET DU REDRESSEMENT LENT ET GRADUÉ DE L'INCURVATION VERTÉBRALE

DANS LE

TRAITEMENT DE LA MALADIE DE POTT.

Quoique le mal vertébral de Pott puisse être compté au nombre des maladies dont la nature et les conséquences sont le mieux connues, cependant il est encore aujourd'hui, en ce qui concerne son traitement, un des cas pathologiques sur lesquels on est le moins bien fixé. Par exemple, l'efficacité des cautères, les avantages et les inconvénients du repos prolongé, l'utilité des appareils mécaniques, la conduite à tenir vis à vis des abcès symptômatiques, etc., sont autant de questions sur lesquelles on n'est point parvenu à s'entendre. Il en résulte que le traitement de cette maladie est souvent dirigé d'après des vues diamétralement opposées, et qu'il se pratique à l'aide des moyens les plus divers.

Ce travail n'a pas été composé avec la prétention de fixer les avis sur ces différents points ; son but est moins ambitieux. Je me propose seulement d'exposer quelques considérations et quelques faits relatifs à l'immobilisation des malades et à la nature des soins spéciaux que réclame la gibbosité.

Avant tout, j'établirai succinctement l'état de la science sur ces deux points.

Justement préoccupés de la fàcheuse influence que la position verticale et la marche exercent sur la distension des ligaments et des fibro-cartilages, sur les progrès de l'inflammation et de l'ulcération, sur la fonte des tubercules et sur l'*usure* et l'écrasement des vertèbres (1), David (cité par M. Bouvier), Earle, Brodie, S. Cooper, Delpech, Murat, Nichet, J. Guérin, Serre d'Alais, etc., ont fait valoir la nécessité du repos absolu et prolongé (2). C'est dans cette vue que quelques auteurs ont prescrit de faire coucher les malades soit sur un lit dur (Delpech), soit dans une gouttière de cuir, de gutta-percha ou de carton (médecins allemands et belges), ou encore de fil de fer matelassé (Bonnet, de Lyon). Afin d'obtenir plus certainement une immobilité aussi parfaite que possible, Delpech ne craignait pas d'attacher ses malades au lit sur lequel ceux-ci reposaient.

Quant à la position qui doit être observée par eux, en général on prescrit aux malades le [*décubitus dorsal*; cependant Harrison et après lui MM. [J. Guérin et Serre d'Alais, préfèrent le décubitus sur le ventre :'de son côté, M. Bouvier déclare qu'il emploie tantôt l'une et tantôt l'autre position.

Pour Boyer, il considérait le repos au lit comme inutile, « Avec les cautères, disait-il, il n'est pas nuisible; mais il n'est pas utile. »

(1) « Les mouvements du corps hâtent la fonte des tubercules; ils brisent les vertèbres affaiblies par de vastes pertes de substance; ils usent par le frottement celles qui sont déjà dénudées ; ils irritent la moelle et augmentent les douleurs et la paralysie. (Nichet. *Mémoire sur la nature et le traitement du mal vertébral de Pott*).

. « Tant que le patient est dans une position droite, et que le poids de la tête et des autres parties superposées presse les surfaces ulcérées l'une contre l'autre, il n'est pas vraisemblable que les progrès de l'ulcération puissent être réprimés, et il est fort probable que la suppuration sera excitée. » (Brodie. *In pathological and surgical observations on diseases of the joints*, page 288).

(2) Those, which have been principally recommanded, are, first, a state of perfect quietude in the horizontal position, continued for a long periode of time. (Brodie. *In ibidem*) 288.

Mais l'immobilité n'est pas sans inconvénients ; on lui a reproché, non sans quelque raison, d'affaiblir la constitution, d'abattre les forces et d'amener l'étiolement des malades qui y sont soumis. De là, une vive opposition contre ceux qui prescrivent l'immobilité comme condition première du traitement du mal vertébral de Pott, affection dans laquelle, en effet, il est indiqué de stimuler et de fortifier l'économie. « Recommander l'emploi d'une médication tonique et fortifiante, avec le repos continu au lit, a dit Ollivier (d'Angers), c'est prescrire simultanément deux moyens dont l'un tend à détruire les bons effets de l'autre, et réciproquement (*Diction. de méd.*, t. xxvii, art. Rachis). » Partant de là, et s'appuyant sur des faits empruntés à Baudeloque et à M. Beaugrand, cet auteur recommande une méthode tout opposée ; il veut qu'on fasse marcher tous les jours les malades dont la paralysie est peu avancée, en les obligeant à se servir de béquilles ou de l'un de ces appareils à roulettes, destinés à guider les pas des enfants du premier âge.

Malgré leur opposition flagrante, ces avis ont paru sans doute renfermer assez de vérités, et mériter assez de considération pour déterminer MM. Bonnet, Bouvier et Nélaton à prendre position entre les deux partis extrêmes. Ces habiles maîtres, en effet, n'excluent absolument du nombre des conditions générales de traitement du mal vertébral de Pott, ni l'immobilité ni l'exercice ; ils s'appliquent, au contraire, à les combiner (1), à ce point qu'ils autorisent leurs malades à marcher, mais en les obligeant à porter des appareils spéciaux, destinés, suivant eux, à immobiliser les deux segments de la colonne vertébrale et à éviter autant que possible les mauvais effets reprochés à la station verticale.

En ce qui concerne les soins particuliers que réclame la gibbosité, depuis le juste anathème lancé par Percival Pott

---

(1) L'idée première de cette combinaison appartient à M. Bonnet. (Voyez son *Traité des maladies des articulations*, t. ii, 1845).

contre les machines à extension et à redressement, usitées
de son temps , à part de très-rares exceptions qui ont eu
plus de contradicteurs que d'imitateurs, ils ont été bornés
à la simple contention de la colonne ; le plus souvent la
gibbosité a été abandonnée à elle-même, comme le voulait
Sanson qui , pensant que par une conduite contraire on
pouvait augmenter les chances funestes d'une maladie ,
qui est très-souvent mortelle, *aimait mieux qu'on exposât
le malade à une difformité certaine. (Diction. de médec.
et de chirurgie pratiques.* art. Ostéite). Est-ce grâce à de
semblables vues ou à la parcimonie administrative qu'on
voit le plus souvent dans les hôpitaux , les gibbeux coucher dans des lits ordinaires, et ne porter aucun appareil
mécanique spécial ? L'usage des moyens mécaniques était
également rejeté par Pravaz du traitement du mal vertébral de Pott (*Essai sur l'emploi médical de l'air comprimé*,
pages 158 et 163). Suivant Ollivier (d'Angers) , l'abandon
de la gibbosité à elle-même devrait être posé en précepte
d'autant plus rigoureux que , d'après lui, la guérison du
malade ne peut s'opérer que par l'affaissement des vertèbres excavées ;... que le vide produit par l'excavation de
celles-ci n'est point réparable par les jetées osseuses; et que
le rapprochement réciproque des surfaces osseuses ulcérées est indispensable à la cicatrisation (l. c.). Il semble
résulter de ce langage que , loin de chercher à prévenir la
formation de la gibbosité , il faudrait en quelque sorte dé-
sirer qu'elle s'établit au plus tôt , peut-être même en fa-
voriser et en hâter la production. Un autre auteur, M. Nélaton , ne craint pas de dire à ce propos : *que s'opposer à
la formation de la gibbosité, c'est agir dans un sens di-
rectement contraire à l'indication* (*Eléments de patho-
logie chirurgicale*, t. II. page 119).

Cette manière de voir et de s'exprimer diffère sensiblement de celles de Brodie, d'Earle, de Cooper, de
Delpech , etc., qui , quoique repoussant l'emploi des machines faites pour le redressement forcé et violent de la
gibbosité, cherchaient cependant à prévenir la formation

de celle-ci ou à empêcher qu'elle ne devînt plus considérable, et qui s'appliquaient, au moyen de tuteurs mécaniques, à éviter l'écrasement des vertèbres malades. Delpech, en particulier, alla plus loin ; il tenta d'opérer dans de certaines bornes le redressement de la difformité. Ce fut à cette intention qu'il prescrivit de coucher sur un *lit dur*, incliné de la tête aux pieds, et au chevet duquel était fixée, par un ressort élastique, la tête du malade, étendu sur le dos ; le poids de la partie inférieure du corps servait alors de puissance extensive. C'est également en vue de diminuer ou d'effacer la gibbosité que M. J. Guérin, d'après Harrison, a adopté le décubitus sur le ventre ; qu'il place sous le thorax et sous le pubis du malade deux coussins élastiques, de manière à laisser la portion de colonne malade et l'abdomen comme suspendus entre les deux coussins ; et que de plus il exerce de temps en temps avec les mains de légères pressions sur la convexité. (*Rapport sur les traitements orthopédiques*, etc., par une commission composée de MM. Blandin, Jobert, etc., etc.)

Dans ses leçons sur les maladies de l'appareil locomoteur, M. Bouvier dit avoir obtenu une légère amélioration de la difformité, au moyen d'une machine construite par M. Ferdinand Martin ; néanmoins, ce savant chirurgien n'encourage pas les essais de ce genre ; il les proscrit au contraire dans la généralité des cas. Il se borne à cet égard à l'usage des appareils dits immobilisateurs et tuteurs de la colonne vertébrale, c'est aussi ce que font ordinairement MM. Bonnet et Nélaton, comme cela a été dit plus haut.

En somme, les partisans actuels des appareils mécaniques n'ont en vue que la contention du rachis, ramolli ou excavé dans un ou dans plusieurs de ses points, et *non le redressement de l'incurvation*. Ils donnent pour motif de cette conduite la crainte qu'ils ressentent, qu'en portant l'extension sur les deux segments de la colonne, ils ne s'exposent à opérer des ruptures, soit des ligaments, soit des jetées osseuses qui sont destinées à relier entre elles les vertèbres malades.

Il me paraît clairement résulter de cet exposé que le traitement du mal vertébral de Pott demeure encore enfermé dans une sorte de cercle vicieux, où, pour éviter les inconvénients d'une méthode de traitement, on en adopte une autre qui, à son tour, n'est pas exempte de dangers, tant s'en faut. Il me semble encore que dans cette circonstance on n'a pas supputé avec assez de soin les avantages et les inconvénients de l'une et de l'autre méthode, et que des deux côtés il y a eu quelque exagération dans les avis donnés pour ou contre chacune d'elles.

Par exemple, sans se faire illusion sur la réalité des inconvénients de l'immobilité prolongée, ne pouvait-on rechercher si ceux ci n'étaient pas susceptibles d'être contrebalancés, soit par de bonnes conditions hygiéniques, soit par différents moyens empruntés à la thérapeutique, soit encore, et à plus forte raison, par la réunion des unes et des autres? Delpech n'avait-il pas indiqué déjà les bons effets qu'on peut espérer à cet égard de l'emploi des frictions, du massage, des vapeurs aromatiques et des médications toniques? Il est facile de comprendre qu'aidés par le séjour à la campagne et par une exposition fréquente à un air sec et pur, ces moyens doivent infailliblement relever les forces et venir en aide aux efforts de la nature médicatrice. Ce résultat peut encore être puissamment favorisé par la respiration de l'air condensé. Dans le livre qu'il a publié sur ce sujet, Pravaz a rapporté des observations qui prouvent péremptoirement l'efficacité de ce moyen dans le traitement du mal vertébral de Pott; efficacité que cet auteur explique par l'activité artificielle que l'air condensé donne à la respiration. Il rappelle, d'après Scarpa, que : « *la sécrétion de la matière plastique destinée à consolider les fractures des os est d'autant plus rapide et abondante que la respiration s'exécute avec plus d'intensité* » (l. c., p. 155).

Ainsi donc, non seulement les moyens de combattre les effets débilitants de l'immobilité ne nous font pas défaut, mais déjà l'efficacité de ces moyens a été établie par des auteurs recommandables. On me dira peut-être que les faits rapportés par M. Beaugrand sont contraires à cette assertion. Cette objection ne me toucherait pas ; car M. Beaugrand ayant fait ses observations dans les *hôpitaux* (1), trop de causes d'affaiblissement entouraient les sujets qui les ont fournis, pour qu'on puisse en tirer des conclusions rigoureuses et généralement applicables. Qui ne sait, par exemple, qu'à l'hôpital des enfants, un des plus salubres de Paris, tel sujet entre pour une simple infirmité, ou pour une affection chronique peu grave, qui y prend bientôt une maladie aiguë quelquefois mortelle ? J'y ai vu, au printemps dernier, un enfant, entre autres, qui, admis pour un mal de Pott à peu près guéri, y a pris successivement une scarlatine et une variole ; celle-ci du caractère le plus grave. Je crois donc qu'en saine logique, pour bien apprécier les effets de l'immobilité prolongée, il faudrait éliminer tous les faits recueillis dans les hôpitaux, attendu que, là, les sujets étant soumis à la double influence de l'immobilité et de l'air nosocomial, il est impossible de discerner convenablement les conséquences qui appartiennent à l'une ou à l'autre cause, dont les effets sans aucun doute se corroborent les uns par les autres.

Pour moi, aidé par des conditions plus heureuses, il m'a été très-facile de combattre les effets débilitants de l'immobilité, au point que j'ai pu voir la santé générale s'améliorer, et se consolider par un progrès constant en bien, chez des enfants que, pour des causes diverses, j'avais dù retenir dans le repos durant un espace de temps qui s'est fréquemment prolongé au-delà d'une année. Je m'inscris donc au nombre des partisans de l'immobilité prolongée, dans la position horizontale, envisagée comme condition générale du traitement du mal de Pott. Ma confiance en elle repose sur deux ordres de faits, savoir :

1º L'immobilité apaise généralement la douleur ; elle diminue la fluxion sanguine ; elle met les muscles dans le

____

(1) Hôpital des enfants malades et hôpital Saint-Louis, de Paris.

relâchement et ne donne pas lieu à leur contraction spasmodique ; dans l'espèce, elle évite le frottement réciproque des surfaces articulaires ainsi que l'écrasement des vertèbres malades, et elle n'apporte aucun obstacle au travail organique de réparation ;

2° Son influence débilitante peut être heureusement combattue par l'emploi de divers moyens, en particulier, de ceux que j'ai énumérés plus haut.

Ce n'est donc pas sans une vive surprise que j'ai vu un auteur, M. le docteur Crocq , poser le *séjour hors du lit et l'exercice* comme des conditions de la plus haute importance dans le traitement de la maladie qui nous occupe, *et recommander l'usage des appareils qui permettent aux malades de les observer*, quand il avait dit un peu plus haut « que l'immobilité est ici, comme dans toutes les autres tumeurs blanches , la condition première de traitement ; — que les mouvements du rachis distendent les ligaments et les fibro-cartilages, y appellent le sang et y favorisent l'établissement et la propagation de l'inflammation, que celle-ci soit d'ailleurs primitive, ou qu'elle dépende des tubercules des os ou des parties molles ; — que le poids du corps tend à fléchir le rachis en avant en allongeant les ligaments postérieurs ; qu'il favorise donc la destruction, l'absorption ou l'affaissement des parties antérieures, lorsqu'elles sont malades, et par conséquent les progrès de l'affection et de la gibbosité. » (*Traité des tumeurs blanches des articulations*, par le docteur J. Crocq, 1853).

Je crois être dans le vrai en disant que la contradiction, qui se rencontre ici, est plus flagrante que celle qu'Ollivier d'Angers reprochait aux partisans de l'immobilité, et qu'elle procède d'une confiance trop aveugle dans l'efficacité des appareils immobilisateurs et tuteurs de la colonne vertébrale.

A tous égards, au reste, cette confiance, que certains praticiens placent dans ces appareils, me paraît très-médiocrement fondée. Nous savons tous combien il est diffi-

cile, sinon impossible, d'immobiliser certaines parties de
la colonne vertébrale ; et, pour mon compte, cette difficulté
s'est présentée jusqu'ici à mon observation dans des conditions telles, que je suis encore à rechercher un appareil
qui réussisse à immobiliser sûrement, par exemple, la
région lombaire du rachis. Si les malades, (je parle aussi
bien de ceux qui ont atteint l'âge de raison que des enfants), si les malades pouvaient s'astreindre à garder in-
variablement une attitude convenable ; si le corset-tuteur,
ou la demi-gouttière de gutta-percha pouvait prendre en
haut et en bas des points d'appui solides, fixes et suffisamment éloignés du point qu'on veut immobiliser, peut-être
obtiendrait-on le but qu'on se propose. Mais, d'une part,
cette continuité d'attention, cette surveillance incessante de
soi-même est impossible à obtenir ; et de l'autre, n'ayant
d'autres points d'appui que le bassin et les aisselles, les
corsets-tuteurs sont trop peu stables dans leur action ; ils
agissent avec des leviers qui sont trop courts pour qu'ils
soient efficaces.

Ce que je dis, quant aux difficultés que présente dans
ces circonstances l'immobilisation de la colonne vertébrale,
s'applique également bien au soutien qu'on cherche à
fournir à cette partie à l'aide de ces mêmes corsets-tuteurs. Par exemple, dans un cas que je citerai, la partie la
moins mobile de l'épine (4e, 5e et 6e vertèbres dorsales),
est devenue le siége d'une seconde incurvation, chez un
enfant, qui portait cependant depuis longtemps déjà un
corset-tuteur, pour traiter une première gibbosité lombaire.
Un pareil événement, tout surprenant qu'il soit au premier abord, est néanmoins très-naturel, et il s'explique
aisément si on l'apprécie au point de vue que je viens de
signaler. Pour empêcher que des vertèbres ramollies ou
excavées ne s'écrasent sous le poids des parties supérieures, il faudrait de toute nécessité que ces parties fus-
sent soutenues au-dessus du point malade. Or, le corset-
tuteur, appliqué à cet enfant, de même que tous ceux qui
sont employés en pareille circonstance, ne prenait ses

*

points d'appui supérieurs qu'aux aisselles, c'est-à-dire, à peu près au niveau du point qu'il fallait soulager ; il ne pouvait donc s'opposer à l'écrasement des vertèbres malades, ni à la formation d'une nouvelle incurvation. On pensera peut-être qu'il aurait été possible de prévenir cet accident si l'appareil eût compris dans son action la tête de l'enfant. Quoique le bénéfice, qu'on pourrait obtenir d'une semblable construction, me paraisse pour le moins très-problématique, je consens à ne pas en discuter la réalisation ; mais alors, puisque l'affection, soit rachitique, soit tuberculeuse, peut envahir simultanément plusieurs régions de la colonne vertébrale, et puisqu'en ne protégeant qu'une partie de celle-ci on est exposé, comme dans le cas en question, à en voir une autre céder aux conséquences du mal, on m'accordera que, pour satisfaire aux exigences de la prudence, les partisans de l'exercice et des corsets-tuteurs devraient toujours, et pour chaque cas, étendre au plus loin possible l'action de leurs appareils. Ce mode de traitement impliquerait donc nécessairement l'obligation de soumettre indistinctement tous les sujets affectés du mal de Pott, à l'usage d'un appareil compliqué, pesant, et par conséquent très-incommode à tous égards !

Si, en faisant allusion aux résultats des belles recherches de M. Bonnet sur les fractures de la colonne vertébrale, on m'objectait que, pour éviter l'écrasement des vertèbres excavées, il suffit d'empêcher l'inclinaison du corps en avant, je repousserais encore cette objection comme étant inapplicable au mal de Pott, qui, bien différent des cas de fracture, a une marche très-lente, et qui détermine, dans le tissu des vertèbres qu'il attaque, non pas seulement un écrasement borné, mais une perte de substance qui comprend quelquefois la plus grande partie du corps de l'os, et qui enlève à celui-ci toute solidité tant d'un côté que de l'autre.

Je conclus de tout cela que la prétention d'*immobiliser* et de *soutenir la colonne vertébrale*, dans la station verticale et la marche, et pendant la première période du mal de Pott, au moyen des corsets-tuteurs, constitue une véritable illusion, et que ces appareils sont impropres, durant cette même période, à éviter les fâcheux effets de l'une et de l'autre, à savoir : l'irritation de tout le rachis et l'entretien de la suppuration des vertèbres ulcérées, causes d'épuisement assurément plus certaines et plus malfaisantes que ne peut l'être le repos absolu et prolongé. Au contraire celui-ci, observé rigoureusement dans le décubitus dorsal, évite ces causes d'épuisement, en même temps qu'il fournit les moyens d'immobiliser et de soutenir efficacement *dans sa totalité* la colonne vertébrale. Son efficacité est d'ailleurs démontrée par la promptitude avec laquelle les sujets, qui y sont soumis, recouvrent leur embonpoint.

S'il y a eu exagération dans l'effroi qu'ont inspiré les conséquences de l'immobilité prolongée, il faut reconnaître aussi que les craintes, qu'a fait justement concevoir l'idée du redressement violent de la gibbosité, ont été par beaucoup d'auteurs étendues trop loin. Car, de ce que des tentatives violentes ou trop peu mesurées peuvent donner lieu à la rupture des ostéides ou à l'arrachement des ligaments, s'ensuit-il qu'il ne faille rien tenter, sinon pour effacer complètement la difformité, du moins pour la diminuer ? Serait-ce donc assez de l'empêcher seulement de devenir plus considérable ?

Deux points me paraissent ici réclamer de sérieuses considérations. D'abord, à la suite du mal de Pott, l'incurvation de la colonne ne résulte pas seulemeut de l'*affaissement* du corps de quelques vertèbres, elle est encore produite et accrue par des courbures de compensation, déterminées par celui-ci dans les segments inférieur et supérieur de la colonne vertébrale. D'où il suit que la difformité, à laquelle elle donne lieu, est un fait complexe, dont certains éléments présentent un caractère essentiellement secondaire, et sont par conséquent susceptibles d'être évités. D'un autre côté, la gibbosité n'est pas une difformité sans conséquence. En dehors des considérations qui s'attachent à la conservation de la forme naturelle, il faut encore compter avec celles qui se rapportent à la santé. Or, chez les gibbeux, la déformation plus ou moins grande du thorax amène forcément une gène proportionnelle de la respiration ; de là l'altération caractéristique de leur visage et celle de leur santé générale.

Sous plusieurs rapports, ces infortunés sont donc fortement intéressés à ce que l'opinion de Sanson et d'Ollivier (d'Angers) ne prévale point dans la direction qui sera imprimée à leur traitement.

Que faire cependant, s'il est vrai, comme le dit le dernier de ces auteurs, que l'oblitération de la cavité, qui recélait la matière tuberculeuse, ne soit pas possible sans qu'au préalable les parois de cette excavation n'aient été mises en contact réciproque par l'aplatissement des vertèbres excavées ? S'il est à craindre, suivant encore le même auteur, que des jetées osseuses trop résistantes, en s'opposant à l'écrasement de ces vertèbres, ne rendent ce rapprochement impossible, et ne constituent ainsi, comme dans le cas observé par M. Pigné, les parois de ce foyer en une source intarissable de pus ?

Mais, dans sa manière d'envisager l'observation de M. Pigné, et, vu la nature des inductions pratiques qu'il en tire, Ollivier (d'Angers) n'a-t-il pas conclu du particulier au général ? N'a-t-il pas érigé en fait nécessaire et fatal un fait purement accidentel, et dont, au reste, il signale, lui-même, la rareté en disant « que celui-ci n'a pas d'analogue dans la science » (l. c.) ? Ne serait-il pas possible que, dans ce cas, le travail organique réparateur eût été suspendu par quelques-unes de ces circonstances qui pèsent d'une façon si funeste sur les hôtes habituels des hospices ? Cette supposition me paraît d'autant plus juste que l'oblitération de l'excavation vertébrale, sans la condition préalable posée par Ollivier (d'Angers), est un fait déjà constaté et admis dans la science. Ainsi M. Nélaton dit que, lorsque les parois de cette excavation, étant soutenues de tous côtés par un tissu solide, ne peuvent revenir sur elles-mêmes, ni être mises en contact réciproque, « le kyste s'épaissit et s'hypertrophie à tel point, qu'il finit par combler la cavité qu'il tapissait, et qu'il prend bientôt complètement l'aspect du tissu inodulaire. » L'honorable professeur rappelle à ce sujet qu'une observation de Reid offre un exemple de cette oblitération de la cavité osseuse par un tissu fibreux. (L. c., t. ii, p. 65).

Il est vrai qu'un semblable phénomène ne saurait se produire dans les cas où la matière tuberculeuse, au lieu d'être enfermée dans un kyste, est infiltrée dans le tissu osseux. La formation de séquestre, qui est la terminaison particulière à ces cas, s'oppose à une pareille fin, et rend d'ailleurs la maladie incurable. Ajoutons à cela que celle-ci alors ne donne pas lieu à une gibbosité, et nous aurons démontré que les considérations qui précèdent ne sont pas faites pour cette variété de la maladie de Pott, laquelle toutefois réclamerait encore le traitement par l'immobilité, si par sa propre nature elle n'y condamnait pas forcément le malade.

Or, l'excavation vertébrale pouvant être oblitérée par du tissu fibreux, et, d'un autre côté, des jetées osseuses, en *véritables colonnes de renforcement*, suivant une heureuse expression de M. Nélaton, venant lier les vertèbres altérées avec celles qui les précèdent, ou qui les suivent, le praticien ne rencontre-t-il pas là précisément tout ce qu'il faut pour permettre à l'art de consolider la colonne vertébrale dans un état de rectitude convenable ?

Si donc on considère 1º que, comme Nichet l'a très-bien vu et constaté, l'altération des vertèbres est toujours proportionnée, non seulement à la quantité de tubercules dont ces os sont pénétrés, mais encore aux mouvements que le tronc exécute. (L. c., p. 50) ;

2º Qu'étant le résultat des efforts réparateurs, faits par la nature, les jetées osseuses stalactiformes, ne peuvent manquer leur but que par des empêchements extérieurs, au nombre desquels est assurément la mauvaise position adoptée par le malade ;

3° Que sur différentes pièces anatomiques , où le corps des vertèbres a subi un fort aplatissement, celui-ci paraît produit tout à la fois par une perte de substance et par le déplacement de la substance osseuse primitive qui , ainsi que les ostéides , est alors déjetée sur les parties latérales ; d'où il résulte que l'augmentation du diamètre transversal du corps de la vertèbre s'est faite en partie aux dépens du diamètre vertical de celui-ci , et que cette circonstance a contribué à aggraver la difformité ;

On sera conduit à mieux interpréter le vœu de la nature, et on trouvera dans ces considérations la source des indications thérapeutiques et les moyens les plus propres à les remplir.

Eu égard à la marche de la maladie vertébrale de Pott , qui offre une période d'excavation ou de destruction des os, et une période de réparation ou de consolidation , on pourrait être tenté de croire que le traitement externe de cette affection doit être modifié suivant que le malade est arrivé à l'une ou à l'autre période. Il n'en est rien cependant, du moins en ce qui concerne la gibbosité , que nous avons ici exclusivement en vue. En effet, soit qu'on se propose de la prévenir , ou de la diminuer quand elle existe déjà , soit qu'on cherche à consolider le résultat obtenu , il faut, dans l'un et dans l'autre cas, éviter l'écrasement des vertèbres excavées ou encore fragiles , et ne se départir de toute précaution à cet égard qu'autant qu'on est assuré que le but recherché est complètement atteint.

A l'exemple de Delpech, je satisfais aussi complètement que possible à cette indication complexe , au moyen *de l'immobilité prolongée et du décubitus dorsal,* mais pour assurer leur succès, je fais donner au coussin sur lequel reposent les malades des dispositions spéciales dont l'utilité avait échappé au savant professeur.

Un mot d'abord sur les motifs de la préférence que j'accorde à ce genre de décubitus.

Les gouttières en cuir ou en fil de fer matelassé, n'auraient rempli qu'imparfaitement le but que je me propose :

immobiliser et redresser la colonne ; il serait impossible de leur donner la forme particulière que présente le plan supérieur de mon coussin, et elles ont d'ailleurs l'inconvénient d'accumuler trop de chaleur autour des parties malades. Le décubitus sur le ventre, préconisé par Harrison et par M. J. Guérin, est pénible à supporter ; puis, tout en condamnant les membres à une immobilité inutile, il se prête difficilement à l'immobilité constante du tronc, qu'il faut fréquemment déplacer pour la satisfaction des besoins naturels.

Mes malades reposent donc en supination sur un coussin dur, à plan supérieur incliné de la tête aux pieds, et légèrement convexe dans la partie qui doit soutenir les régions dorsale et lombaire de la colonne vertébrale. A la réunion du premier et du deuxième cinquième de ce plan, celui-ci subit une brusque dépression afin que la tête repose sur un autre plan inférieur au premier. Cette disposition a pour conséquence de donner à la partie supérieure de la colonne vertébrale une position qui concourt au redressement de l'incurvation. Mais l'existence d'une gibbosité, même légère, rendrait le décubitus dorsal insupportable sur un semblable coussin ; la peau qui recouvre la saillie osseuse ne tarderait pas à s'ulcérer par les effets de la pression incessante qu'elle aurait à subir : je préviens ce fâcheux accident, en faisant pratiquer un trou, d'une capacité suffisante, dans la partie du coussin qui doit servir d'appui à la gibbosité, et en comblant cette cavité par un ballon de caoutchouc, gonflé d'air et bien résistant, qui dépasse d'environ un tiers de son volume la surface du coussin. Il va sans dire que l'existence de deux gibbosités sur le même individu exige que le coussin soit excavé sur les deux points correspondant à celles-ci. Par ce procédé, je ne crains pas de mortifier la peau, qui supporte très-aisément cette pression élastique, et j'augmente ainsi l'effet de la position sur le redressement de la courbe. Toutefois, il y aurait danger, pour certains malades, à opposer ainsi de prime abord convexité à convexité ; il pourrait s'en suivre des effets semblables à ceux que l'on reproche à l'usage des machines ; aussi je procède à cet égard avec une grande lenteur. Au début du traitement je glisse sous le malade, au-dessus et au-dessous de la gibbosité, des coussins coniques, destinés à remplir les vides produits par les deux convexités, qui ne se touchent que par leur sommet ; et, après avoir remplacé les premiers coussins par d'autres graduellement plus minces, je cesse enfin d'en faire usage quand, les courbures de compensation s'étant plus ou moins effacées, la colonne me paraît suffisamment redressée. Alors le malade est complètement étendu sur un plan convexe ; c'est dans cette position qu'il doit rester désormais jusqu'à la consolidation du travail de réparation organique.

J'obtiens l'immobilité du tronc au moyen de deux ceintures larges, fixées au coussin par des courroies latérales, et embrassant l'une le bassin, l'autre la poitrine, sans opérer de constriction. Celle de la poitrine est en outre unie à des bretelles, attachées au chevet du coussin, afin d'assurer la fixité des épaules. Les bras restent libres, pour permettre à l'enfant quelques occupations de son âge ; quant aux jambes, elles ne sont laissées en liberté que lorsqu'on n'a plus à craindre que leur agitation ne rende moins parfaite l'immobilité du tronc.

Le coussin est ordinairement placé dans une petite caisse à supports, inclinée également de la tête aux pieds, pour accroître encore l'action extensive. Cette caisse est légère et très-portative ; elle permet aisément le transport des malades d'un lieu à un autre ; avantage inappréciable au point de vue de l'aération, de l'insolation et des distractions.

Les dispositions, dont il vient d'être fait mention, donnent la faculté de procéder au pansemeut des cautères, placés sur les côtés du rachis, sans séparer l'enfant du coussin sur lequel il repose. Le petit malade, d'ailleurs vêtu en conséquence, est alors tout simplement incliné longitudinalement sur le bord d'un lit, et le pansement s'opère alors sans peine et sans dérangement nuisible. Le fond sanglé, employé par Delpech, pourrait être utilisé également ici avec avantage, surtout quand on a affaire à des sujets pesants. Néanmoins, le procédé que je viens d'indiquer me plaît mieux en raison de sa simplicité. C'est encore à lui que j'ai recours, quand il devient nécessaire de visiter le dos du malade, ou de remplacer les ballons de caoutchouc, dont le degré de résistance s'affaiblit, après deux mois d'usage environ.

La durée de l'immobilité et du séjour sur le coussin me paraît, quant à présent, assez difficile à déterminer d'une manière précise : les faits que je possède ne sont pas encore assez nombreux pour qu'il me soit possible de l'établir sur des données positives. Jusqu'ici, je n'ai eu d'autre critérium à cet égard que l'absence prolongée de la douleur et que le rétablissement des fonctions digestives, de la teinte normale de la peau, et de la fermeté des tissus, en un mot que la restauration générale des forces. Toutefois j'attends, pour autoriser les premiers essais d'exercice, que ces signes soient établis depuis longtemps, et que la constance de leur durée n'ait pas subi de vicissitudes. Et, quand il en est ainsi, ce n'est pas encore une raison pour que je permette la marche dans la position verticale ; je débute par faire étendre mes malades sur les chars à bielles, que Pravaz avait imaginés pour le traitement des luxations originelles de la hanche, et auxquels le patient communique le mouvement à l'aide de ses pieds, qui exécutent alors une véritable marche dans la position horizontale. C'est ainsi que l'on peut arriver à la solution de ce problème, jusque-là à peu près irrésolu pour le traitement du mal vertébral de Pott, à savoir : empêcher certainement que, pendant la marche, le poids des parties supérieures du corps ne pèse sur les vertèbres excavées, et par conséquent ne favorise l'écrasement de celles-ci.

Cette promenade sur le char horizontal, qui d'abord n'a lieu qu'une fois par jour, et durant une demi-heure seulement, se répète plus tard deux et trois fois par jour, et peut durer une heure chaque fois. Enfin, après un temps, qui varie nécessairemet suivant les sujets, à ce procédé de déambulation horizontale on substitue la marche dans la situation verticale, mais encore celle-ci n'est opérée que dans un char à béquilles, qui fait ici l'office de tuteur. Dans l'intervalle de temps qui s'écoule entre chacun de ces exercices, le malade continue à observer le repos dans le décubitus dorsal, jusqu'à ce que, la guérison paraissant consolidée, il soit enfin graduellement rendu aux conditions ordinaires de la vie. C'est alors que les corsets-tuteurs peuvent être appelés à rendre quelques services.

Je ne dois pas oublier de dire qu'en sus des mesures, dont les détails précèdent, les malades sont soumis à diverses médications qui concourent pour leur part au résultat commun. Ainsi des cautères sont appliqués dans le voisinage des vertèbres malades; le sirop de kina, l'huile de foie de morue sont administrés quotidiennement; on exécute sur les membres le massage et des frictions avec le liniment de Rosen, le baume de Fioraventi, les teintures aromatiques, etc.; chaque jour le malade passe une heure dans la chambre à air condensé; de temps en temps il prend soit une infusion de séné, soit une solution de sulfate de soude; enfin un régime substantiel, un vin généreux, une habitation saine à la campagne et des amusements, que les circonstances ont rendus indispensables, viennent aider heureusement à l'action des médications précitées, et contribuer avec elles à modifier la constitution et à effacer le cachet extérieur de la maladie. L'influence de cet ensemble de moyens sur la santé générale de mes petits malades est telle que souvent je me suis plu à mettre en défaut la *diagnose* de quelques confrères, en les invitant à exprimer, *au premier aperçu* et sans examen, leur opinion sur la nature de la maladie de ces enfants, qu'ils voyaient, si frais et si bien portants, étendus sur ces singuliers lits. Tous se laissaient tromper par l'apparence extérieure, et supposaient une cause qui n'était pas la véritable.

Quant au résultat obtenu sur la gibbosité, il ne se borne pas à la disparition des courbures de compensation, il consiste encore dans une diminution extrêmement notable de la saillie que faisaient les vertèbres malades. Il s'en suit que le centre de gravité, déplacé d'abord par les effets du mal, est rentré dans la normale, et que la colonne vertébrale s'est reconstituée dans un nouvel aplomb très-compatible avec la forme naturelle. Désormais l'existence de l'ancienne difformité ne saurait être révélée par l'*habitus* extérieur; on ne pourrait en constater la trace que par la vue ou par le toucher directs.

Je terminerai en rapportant deux observations relatives à des enfants que j'ai traités par ce procédé.

OBS. I. — François N., âgé de quatre ans, est issu de parents habituellement mal portants, et présente tous les caractères de la constitution rachitique. Sa tête est volumineuse, ses muscles sont grêles, son ventre très-gros; son teint est pâle : amaigrissement prononcé. Cet enfant a très-fréquemment la diarrhée; il rend souvent des vers lombrics par les selles. Il porte une gibbosité qui s'est formée par la saillie des apophyses épineuses des quatrième, cinquième et sixième vertèbres dorsales et dont le volume est augmenté par de fortes courbures de compensation. Depuis deux ans il a subi divers traitements destinés à combattre l'affection vertébrale, sans qu'aucun d'eux ait amélioré son état; je dois dire toutefois que pendant la majeure partie de ce temps ce petit malade a été mis entre les mains d'un charlatan de cette ville. Quand il m'a été présenté en juillet 1856, il portait depuis six mois environ un corset-tuteur, qui lui avait été conseillé par un de nos honorables confrères. Ses membres inférieurs étaient tellement affaiblis qu'il ne pouvait se tenir debout. Il n'y avait aucune apparence d'abcès symptomatiques. Caractère taciturne.

Le traitement fut commencé le 16 juillet 1856, et fut institué comme il suit : décubitus dorsal sur le coussin précédemment décrit, bain d'air condensé, huile de foie de morue, régime substantiel ; frictions sur les membres avec le liniment de Rosen. Massage.

L'huile de foie de morue n'étant pas supportée, nous la remplaçons par les sirops de quina et d'iodure de fer, qui sont administrés alternativement. De temps en temps, purgation avec une légère décoction de séné.

Au 10 septembre , la diarrhée a disparu ; les selles sont devenues régulières. Le teint est moins pâle. L'enfant a plus d'appétit ; il a pris un peu d'embonpoint. On continue le même traitement.

20 novembre, la santé générale s'est encore très-notablement améliorée. Le teint est rosé ; l'embonpoint a augmenté, le petit malade est devenu gai et joueur. On commence l'exercice sur le char horizontal à bielles pendant vingt minutes, une fois par jour.

Fin décembre , l'amélioration est toujours progressive. Néanmoins les jambes paraissent encore faibles. Même traitement. La promenade sur le char horizontal aura lieu désormais deux fois par jour , une heure durant.

1er février, teint rosé ; digestions bonnes, selles normales et régulières. Appétit vif, chairs fermes. Même traitement. On substitue à une des promenades quotidiennes sur le char horizontal , la marche à l'aide du char vertical et à béquilles , en donnant d'abord à cet exercice une très-courte durée, qui est néanmoins portée graduellement, au bout de quelques jours , à vingt-cinq minutes.

22 mars , même état. Continuation du même traitement. L'enfant peut se tenir sur les jambes. On en profite pour examiner la gibbosité qui est alors réduite à une légère saillie. Les courbures de compensation ont disparu. L'enfant se tient droit. A partir de ce jour on fait trois promenades par jour d'une demi-heure de durée avec le char à béquilles. Tout le temps qui n'est pas consacré à ces exercices se passe dans le décubitus dorsal.

24 avril , la famille reprend l'enfant. Je le vois partir avec d'autant plus de regret, que j'ai lieu de craindre que le résultat obtenu ne soit pas assez solide , et que , n'écoutant pas nos recommandations , les parents ne permettent trop de mouvement à leur enfant. Je n'ai pas eu de ses nouvelles depuis son départ. Quoi qu'il en soit pour l'avenir, le redressement de la colonne vertébrale a été obtenu chez cet enfant en même temps que les symptômes de la maladie de Pott se sont dissipés, et que les forces générales et l'embonpoint ont été restaurées. Une rechute, due à une insuffisance de traitement, ne prouverait donc rien contre l'efficacité de la méthode , qui dans cette circonstance n'en aurait pas moins atteint le but qu'on recherchait.

obs. ii. — Celle-ci est plus complète. L'enfant est encore auprès de nous et il est probable qu'il me sera possible de le montrer à la Société.

André S..., âgé de cinq ans et demi , ayant du côté paternel de graves antécédents scrofuleux, fut présenté pour la première fois, le

28 février 1856 , à M. le docteur Barrier , qui constata chez lui l'existence d'une gibbosité formée par la saillie des apophyses épineuses des troisième et quatrième vertèbres lombaires , et d'un abcès symptomatique occupant la fosse iliaque droite. Les parents, éclairés par notre honorable confrère sur la gravité de la maladie , conduisirent leur enfant à Paris , où il fut examiné par M. le professeur Nélaton, dont l'opinion confirma celle du docteur Barrier. D'après l'avis commun de ces habiles confrères , André S... fut soumis à l'usage quotidien de l'huile de foie de morue et de l'iodure de fer ; on lui mit un cautère dans le voisinage de la gibbosité , et on lui fit porter un corset-tuteur, moyennant quoi il fut autorisé à ne pas garder continuellement le lit.

Ces moyens amenèrent une légère amélioration ; la collection purulente de la fosse iliaque droite diminua sensiblement, puis disparut, constituant ainsi un nouveau fait à l'appui des observations récemment publiées par M. Bouvier. Dans l'espérance de pousser plus loin cette amélioration, on conduisit l'enfant aux eaux d'Allevard; mais , soit que l'action de ces eaux lui fût contraire, soit que l'exercice produisît sur lui ses effets irritants ordinaires, on vit bientôt reparaître la collection purulente et une seconde gibbosité se former dans la moitié supérieure du dos (4e, 5e et 6e vertèbre), *quoique André n'ait pas cessé de porter son corset-tuteur.* A l'occasion de ces nouveaux accidents, le jeune malade ayant été ramené près de M. Barrier , notre honorable collègue conseilla de le mettre dans l'établissement Pravaz.

Quand il me fut confié, le 10 septembre 1856, quoique doué d'une grande vivacité, cet enfant ne marchait qu'avec la plus grande difficulté, en se tenant courbé en avant et en prenant un point d'appui à l'aide de la main sur son genou droit. Aussitôt qu'il avait fait rapidement quelques pas , il était forcé de s'accroupir. La difficulté qu'il éprouvait paraissait tenir à la courbure très-prononcée de la colonne vertébrale , plutôt qu'à un affaiblissement des muscles inférieurs, qui avaient d'ailleurs conservé leur sensibilité.

Deux incurvations très-saillantes occupaient les points que j'ai déjà indiqués et avaient donné lieu en haut et en bas , malgré l'usage du corset-tuteur , à des courbures de compensation qui contribuaient à faire de ce pauvre enfant un être vraiment grotesque. Dans la station verticale, le membre inférieur droit était fléchi sur le bassin ; cet état persistait aussi dans la station horizontale, quelque effort qu'on fît pour étendre le membre. Un peu de sensibilité à la pression et un certain engorgement sans fluctuation existaient dans la fosse iliaque droite. Du reste, André est faible, pâle et amaigri ; son appétit est capricieux ; il mange fort peu, et son sommeil est souvent très-agité.

Traitement. — Décubitus dorsal sur le coussin redresseur, pourvu de deux ballons de caoutchouc opposés aux deux gibbosités ; coussins coniques supplémentaires, placés au niveau du bassin et des épaules et de la tête pour modérer d'abord les effets du décubitus. Massage des membres et friction avec le liniment de Rosen. — Bain d'air condensé d'une heure chaque jour, huile de foie de morue, deux cuillerées. Nourriture substantielle. Toutes les deux ou trois semaines, décoction de 5 grammes de follicules de séné.

8 octobre, l'enfant s'étend plus aisément ; la fosse iliaque droite n'est plus sensible, ni engorgée ; le membre du même côté peut être complétement étendu. On diminue l'épaisseur des coussins supplémentaires qui sont définitivement supprimés le 15 octobre ; l'enfant repose alors immédiatement sur le coussin redresseur dont l'effet extensif se produit maintenant dans toute sa puissance. Du reste, même traitement et même régime.

28 octobre, on constate une amélioration sensible ; bon teint, bon appétit, digestions régulières ; bon sommeil. Retour de l'embonpoint.

1er janvier 1857, amélioration toujours progressive. Le 20 du même mois, on commence l'exercice sur le char horizontal et à bielles, une fois par jour durant un quart d'heure.

15 février, cet exercice est répété une seconde fois par jour et dure une demi-heure chaque fois. On laisse fermer le cautère. L'enfant en est à sa cinquième purgation depuis le commencement du traitement.

10 mars, l'embonpoint est tel qu'on croit devoir cesser l'huile de foie de morue. On ajoute aux deux promenades journalières sur le char horizontal, une marche d'une demi-heure avec le char à béquilles.

1er avril, cet exercice remplace définitivement le précédent ; il est répété trois fois par jour, pendant une demi-heure chaque fois.

6 mai, on substitue aux frictions avec le liniment de Rosen, des frictions à l'eau froide additionnée d'eau de vie de lavande.

Jusqu'au 20 juillet, on continue le traitement et le régime précités; l'enfant restant couché sur son coussin durant tout le temps qui n'est pas consacré à ses exercices à l'aide du char à béquilles, ce qui, au reste, n'emploie qu'une heure et demie par vingt-quatre. A cette époque, l'amélioration paraissant aussi stable que possible, on fait, en sus des exercices précédents, marcher l'enfant pendant dix minutes chaque jour sans autre soutien que la main de la personne qui veille sur lui. Dans cet exercice, André se tient très-droit; en le voyant marcher ainsi, on ne soupçonnerait pas chez lui l'existence antérieure de deux gibbosités. Si on l'examine à nu, on trouve que sa colonne vertébrale a repris son aplomb naturel, et que les traces de ses anciennes gibbosités ne se décèlent que par deux points très-circonscrits, faisant l'un et l'autre une saillie d'un demi-centimètre environ au-dessus des parties voisines. André peut ramasser un objet, placé à terre devant lui, en fléchissant le tronc sans prendre l'attitude décrite par Boyer, comme étant propre aux sujets atteints du mal vertébral de Pott.

Tels sont les faits et les considérations que je me proposais de faire valoir en faveur de *l'immobilité prolongée et du décubitus dorsal* comme moyens les plus convenables qu'il soit de traiter le mal vertébral de Pott, et d'effacer en très-grande partie la gibbosité qui en est la conséquence. Je ne crois pas m'abuser en attribuant aux uns et aux autres un grand intérêt pratique. Avant de les publier, peut-être eussé-je mieux fait d'attendre que le temps en eût consacré la valeur, et que d'autres faits eussent pu être réunis aux précédents; sans doute cette conduite eût été préférable à tous égards; mais, devant bientôt rendre au fils de Pravaz la direction médicale de l'établissement fondé par notre regrettable confrère, j'ai cru que le moment opportun était venu pour moi de porter ces faits à la connaissance de mes confrères, afin qu'ils en tirent tel parti que les circonstances autoriseront.

(*Extrait de la* Gazette Médicale de Lyon).